Grimaud

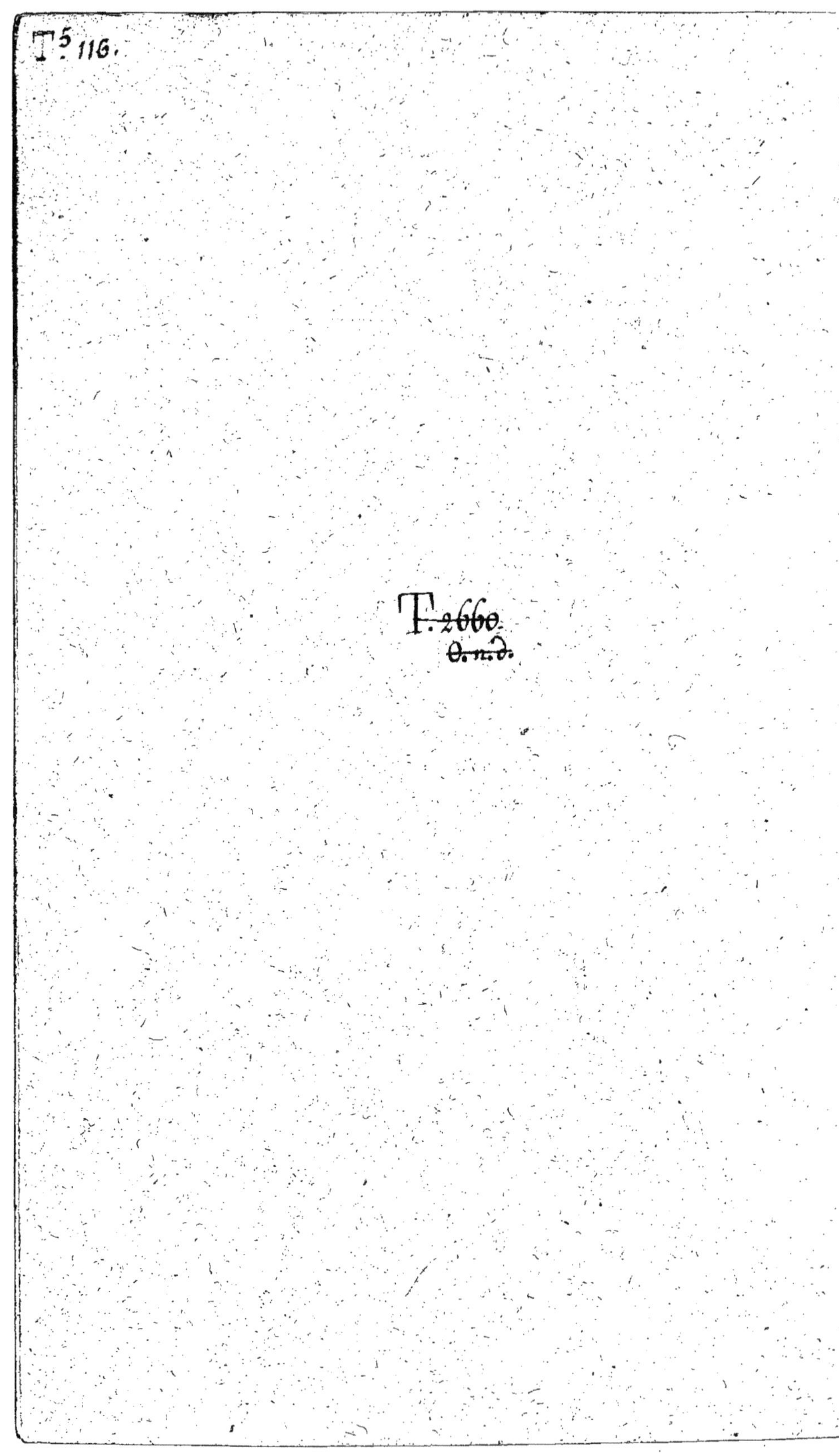
T5 116.
T. 2660

PRÉCIS

D'UNE

NOUVELLE DOCTRINE MÉDICALE,

FONDÉE SUR L'ANATOMIE PATHOLOGIQUE,

ET MODIFIANT

CELLES DE MM. PINEL, BROUSSAIS, TOMMASINI, etc.;

PAR M. AIMÉ GRIMAUD, d'Angers,

Docteur en Médecine de la Faculté de Paris, etc., etc.

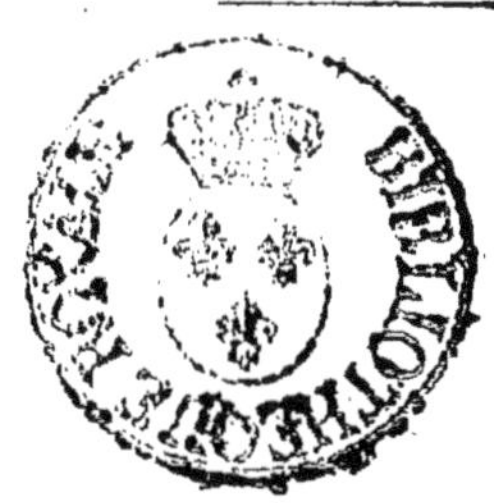

A PARIS,

CHEZ BAILLIÈRE, RUE DE L'ÉCOLE DE MÉDECINE, N°. 13.

1829.

IMPRIMERIE
DE MADAME HUZARD (NÉE VALLAT LA CHAPELLE),
rue de l'Éperon, n°. 7.

A MONSIEUR

LE BARON DE CHARETTE,

Pair de France, Chevalier des Ordres de Saint-Louis, de la Légion-d'Honneur, de Malte et d'Hohenlohe, etc., etc.

MONSIEUR LE BARON,

En permettant que cet Opuscule paraisse sous vos auspices, vous me pénétrez de reconnaissance. Je m'estime heureux de pouvoir le décorer du nom d'un des plus grands Capitaines d'une époque si féconde en héros, et dont vous êtes le digne héritier. Désormais la gratitude s'alliera dans mon cœur à l'attachement inviolable et à la haute considération avec lesquels j'ai l'honneur d'être,

Monsieur le Baron,

Très-dévoué condisciple,

A. GRIMAUD, d'Angers.

AVERTISSEMENT.

Lorsque l'on observe la marche de l'esprit humain dans les sciences, on le voit recueillir et accumuler des faits, en chercher la parité ou la dissemblance, et s'élever ensuite à des lois générales, qui deviennent l'expression fidèle de tous les faits particuliers. Il crée ainsi une *philosophie positive*, à l'aide de laquelle il enchaîne, explique et classe tous les phénomènes observés : dès lors, les faits s'éclairent mutuellement, les inductions sont faciles, et toutes les richesses qu'amasse ultérieurement l'observation viennent augmenter celles qu'on possédait déjà, et se ranger naturellement par familles. Sans cette philosophie, aucune science ne peut exister; car, quelque nombreux et variés qu'en soient les matériaux, quel que soit l'intérêt dont ils sont susceptibles, s'ils n'ont point de lien philosophique qui les unisse, point de loi qui les domine, ils n'ont qu'un intérêt partiel; leur variété dégénère en une sorte de confusion, et l'abondance demeure ainsi manifestement stérile.

Aucune science ne sent cette vérité plus vivement que la médecine; riche des découvertes de tous les âges, elle a besoin, plus qu'une autre, d'une *philosophie positive* qui puisse coordonner les immenses matériaux qu'elle possède. Mille doctrines l'ont, il est vrai, tour à tour asservie dans les siècles passés; mais, par cela même que l'anatomie pathologique n'existait point, jamais elles n'ont pu être la peinture exacte des faits : aussi voyons-nous, depuis quelques années, la France, l'Allemagne et l'Italie rivaliser de zèle pour reconstruire l'édifice médical. Honneur aux médecins célèbres dont les travaux ont un si noble but! Admirateur de leurs talens, tout en leur payant le juste tribut de reconnaissance que je leur dois, je ne puis néanmoins m'empêcher de proclamer qu'ils n'ont point atteint la fin vers laquelle ils tendent. Leurs doctrines ne sont point la déduction immédiate des faits; filles de celle de Brown, elles en ont en partie conservé les erreurs. Je n'ai point le dessein de faire ressortir toutes ces erreurs les unes après les autres; je veux seulement, en quelques mots, signaler quelques unes de celles que me semble présenter la *doctrine physiologique*, sans contredit cependant la plus philosophique des trois. Je ferai en sorte de ne point m'écarter de la réserve que doivent m'inspirer les talens si connus de son fondateur.

1°. M. Broussais donne à sa doctrine le nom de *physiologique*.

Si les phénomènes de la vie étaient parfaitement connus, et surtout invariables chez tous les êtres; si la physiologie était une science exacte, M. Broussais aurait avec raison nommé *physiologique* la doctrine qu'il professe; mais comme la physiologie n'a encore de stable que son instabilité, le titre de *physiologique* ne peut convenir à une doctrine médicale: celui d'*anatomo-pathologique*, que j'ai donné à la mienne, me semble préférable, puisque le fondement de toute idée médicale doit être l'anatomie pathologique. Quant à la *doctrine* du *contre-stimulisme*, elle ne pouvait adopter un titre plus insignifiant; car l'esprit ne peut concevoir d'action médicamenteuse sans concevoir en même temps l'idée d'une contre-irritation, d'une contre-stimulation.

2°. La doctrine physiologique, comme la doctrine italienne, admet une propriété unique, motrice des phénomènes physiques et vitaux, alimentée par les corps de la nature et conservatrice de la vie; nommée par les Italiens *incitabilité*, par M. Broussais *irritabilité*, je la désigne sous la dénomination nouvelle de *stimulabilité*. L'expression naturelle de l'exercice de cette propriété, c'est l'irritation, l'incitation ou la stimulation. Le mot *irritation*, que M. Broussais emploie pour caractériser l'état maladif, sans lui adjoindre l'épithète *morbide* ou *pathologique*, est donc inexact: il peint un état inséparable de la vie, mais non sa pensée.

3°. D'après ce qui précède, tous les corps de la nature qui mettent continuellement en jeu cette propriété doivent être incitans, irritans ou stimulans: aussi toutes les doctrines consacrent-elles ce principe de Brown « que la vie ne s'entretient que par les stimulans. » Et cependant les trois doctrines brownienne, italienne et physiologique reconnaissent, quoique dans un sens différent, des maladies *sthéniques* et des maladies *asthéniques*. Quelle étonnante contradiction ! Admettre des maladies par faiblesse quand on vient de proclamer que tout dans la nature est irritant ou stimulant, quand, dans ces maladies, la vie locale est en excès, quand des phénomènes généraux annoncent l'exaltation des actes fonctionnels, quand enfin on les combat efficacement avec des antiphlogistiques ! Quelle opposition entre les faits et les expressions destinées à les représenter, entre la thérapeutique et le langage!

4°. Tous nos tissus, quels qu'ils soient, sont arrosés par deux ordres de vaisseaux, qui charrient, les uns, des fluides rouges, et les autres des fluides blancs.

Or, sous l'influence de causes morbifiques, on voit que tantôt le système vasculaire à sang rouge, et tantôt le système vasculaire à sang blanc, deviennent les siéges primitifs d'une congestion insolite, maladive; et cependant jusqu'à ce jour cette observation, qui doit servir de fondement à toute doctrine médicale, n'a point été appréciée à sa juste valeur par les pathologistes. Sans remonter aux véritables causes de nos maladies, aux altérations anatomiques, les uns, à l'exemple de Brown, n'ayant consulté que l'exagération ou l'anéantissement des puissances musculaires, états qu'ils ont à tort pris pour types, le premier de la force, et le second de la faiblesse, en ont fait l'application aux maladies humaines, et de là leur *sthénie* et leur *asthénie*. Les autres, à la manière de leur chef, M. Broussais, regardent particulièrement comme *asthénique* tout ce que nous considérons comme *prédominance des vaisseaux blancs,* comme *phlegmatie* ou *phlegmasie lymphatique*.

Mais quel rapport y a-t-il entre les mots *sthénie, asthénie* et entre les altérations anatomiques, les congestions des capillaires rouges et blancs? Ces mots donnent-ils seulement l'idée des désordres observés? Disons-le, ce vain échafaudage, que les lumières de l'anatomie pathologique doivent renverser de nos jours, est capable de faire tomber dans des erreurs de traitement fort graves, et le fondateur de la médecine physiologique aurait dû ne point méconnaître l'expression naturelle des organes malades, en consacrant des termes qui sont si éloignés de présenter à l'esprit une peinture fidèle des faits.

5°. Sous le titre de *gastro-entérite*, le fondateur de la médecine physiologique range les six ordres de fièvres admis par l'immortel Pinel.

Mais, 1°. les deux phlegmasies dont sont susceptibles les membranes muqueuses, et que je fis le premier connaître en 1820 (1), sont ainsi confondues lorsqu'elles sont si distinctes dans leur marche comme dans leur traitement; 2°. on ne tient aucun compte des symptômes cérébraux, si nombreux et si saillans, de même que des lésions qui les produisent, et qui sont souvent primitives lorsque la cause productrice a été morale; 3°. dans les fièvres ictéroïdes et pestilentielles, les altérations hépatiques pour les premières, cutanées et glanduleuses pour les secondes, et cérébro-spinales pour les unes et les autres, sont sans contredit les désordres anatomiques principaux : ici, la gastro-entérite n'est que concomitante, et souvent que la conséquence. En voulant simplifier l'ordre nosologique, M. Broussais ne saisit donc point les différences que nous présente l'observation. Ne voir dans les maladies précitées qu'une gastro-entérite, c'est bien évidemment n'apercevoir que l'ombre du tableau.

6°. La même philosophie qui a présidé aux lois de la nosologie doit également présider aux lois de la thérapeutique, terme nécessaire et avoué de toutes nos recherches et de tous nos efforts. Il faut que ces lois soient harmoniques, puisque l'action des médicamens, de même que celle des causes morbifiques, se porte constamment sur les tissus générateurs de l'économie vivante.

Dans la doctrine de M. Broussais, on n'aperçoit aucun lien philosophique entre les diverses parties du tableau de nos affections et celles de la thérapeutique. N'admettant point la distinction des phlegmasies rouges et blanches primitives, ne voyant que les premières dans toutes les périodes des ma-

(1) Journal complémentaire du *Dictionnaire des Sciences médicales*. Décembre.

ladies aiguës, répudiant en quelque sorte l'héritage que nous ont légué les siècles passés sur l'action des modificateurs de nos organes, cette doctrine semble oublier le but que doit se proposer d'atteindre toute doctrine médicale, la mission qu'elle s'est chargée de remplir auprès de l'humanité souffrante, je veux dire, l'*explication positive de la nature des maladies et de l'action des médicamens*.

En effet, quels sont les moyens qu'elle emploie pour combattre ses maladies sthéniques et asthéniques? 1°. des *débilitans*, qui impliquent contradiction avec la seule propriété vitale admise, l'irritabilité; 2°. des *irritans-révulsifs*, mot magique sous lequel elle cache son impuissance d'expliquer le mode d'action de cette classe de modificateurs; 3°. des *stimulans*, comme si tout n'était pas stimulant, d'après son propre aveu même. Et remarquons que ces trois classes de modificateurs sont, pour la doctrine physiologique, des *méthodes antiphlogistiques*; que par conséquent elle n'en propose aucune contre les maladies asthéniques; que les débilitans sont, pour la plupart, des stimulans du système lymphatique; que si elle admettait des maladies de ce système, aucun corps de la nature ne lui paraîtrait propre à les combattre; et qu'enfin on ne voit point, avec cette division, sur quels tissus de l'économie vivante les modificateurs portent leur action. Rien ici n'est donc physiologique, et les besoins de la science médicale ne sont point satisfaits. Bien plus, en ne combattant toutes les phlegmasies aiguës que par des antiphlogistiques, la nouvelle doctrine s'expose à des erreurs graves, puisque l'expérience prouve journellement qu'ils sont dangereux et souvent même funestes dans les fièvres intermittentes muqueuses, dans certaines goutes répercutées, dans la troisième période des fièvres adynamiques, que je nomme *entéro-céphalies ulcératives*, et dans une foule de maladies chroniques ou aiguës.

Ces observations critiques ne nous empêchent point de reconnaître que la médecine physiologique a rendu d'importans services à la science et à l'humanité, soit en rappelant l'étiologie que Fréd. Hoffmann, Prost, etc., avaient donnée des fièvres, soit en mettant en harmonie dans bien des cas le traitement avec la nature de la lésion, soit enfin en déclamant avec raison contre l'ontologie médicale, cause si fréquente d'erreurs, et contre l'électisme, plus funeste encore à la science.

Dans notre doctrine, nous avons évité avec soin les mots *sthénie, asthénie* et autres semblables, qu'on devrait pour toujours bannir du langage médical. Nous avons cru devoir en créer quelques-uns pour peindre les idées nouvelles que nous émettons; mais nous avons cherché à les rendre peu nombreux, intelligibles, significatifs, et surtout à les mettre en harmonie avec les faits anatomiques. Si notre doctrine fait entrevoir quelques vérités inaperçues, nous nous estimerons heureux : c'est le seul prix de nos travaux que nous ambitionnions avec ardeur, puissions-nous l'obtenir !

PRÉCIS

D'UNE

NOUVELLE DOCTRINE MÉDICALE,

FONDÉE SUR L'ANATOMIE PATHOLOGIQUE,

ET

MODIFIANT CELLES DE MM. PINEL, BROUSSAIS ET TOMMASINI, etc.

PAR M. A. GRIMAUD,

Docteur en Médecine de la Faculté de Paris, etc.

En observant les êtres dont l'ensemble harmonique constitue la nature, on voit les uns bornés aux propriétés de la matière, à l'affinité, la gravité, l'élasticité, etc.; et les autres, quoique sous l'empire des lois générales de l'univers, obéissent à des lois particulières, fécondes en résultats intéressans.

Deux classes de corps se partagent donc la nature entière, 1°. les êtres *inorganiques*, qui en forment la presque totalité; 2°. et les corps *organisés* et *vivans*, destinés à peupler l'abîme des eaux, la superficie du globe et l'immensité des airs.

Les premiers sont régis par des propriétés *multiples*, et les seconds par un principe *unique*, qu'on nomme *vital*.

Ce principe est ce qui anime la matière, ce qui lui donne un mode d'être différent de celui qu'elle avait lors de la formation primordiale.

Il est, pendant un temps donné, le partage exclusif des corps organisés.

Sa présence et son action y constituent la *vie*, comme son absence et sa soustraction, la *mort*.

C'est par transmission qu'il se perpétue; mais, par une loi admirable, les familles se conservent distinctes dans la nature et ne peuvent jamais se confondre.

Il n'est que deux ordres de corps à jouir de la vie, les *végétaux* et les *animaux*, ou plutôt qu'un seul ; car les premiers n'ont point de *système nerveux*, tandis que les seconds en possèdent *un* d'autant plus parfait, qu'ils sont plus voisins de l'homme, ce chef-d'œuvre de la création, le seul capable des opérations sublimes de la pensée, et l'objet spécial de notre étude.

L'extension et la perfection de la vie sont en harmonie constante avec l'intégrité et le développement du système nerveux et des organes qu'il vivifie.

Dès que la vie pénètre la matière, les molécules s'agitent ; et de ce mouvement intestin résultent, d'une part, des tissus, des organes et des appareils ; de l'autre, des fluides de diverse nature.

Le corps humain se compose donc de deux parties fort distinctes, de *solides* et de *fluides*.

Les premiers sécrètent, reçoivent et expulsent les fluides, qui, à leur tour, régénèrent les solides dans lesquels ils circulent, se réparent et se modifient incessamment.

Or, la révolution de ces phénomènes, l'abrégé de la physiologie, se remarque dans *deux tissus générateurs*, les nerfs et les vaisseaux capillaires, soit sanguins, soit lymphatiques.

Par les nerfs, tous les organes de l'économie vivante sont sensibles, irritables, incitables, stimulables, etc. : de là, cette propriété exclusive de la vie, qu'on a nommée alternativement sensibilité, irritabilité, incitabilité, etc., mais que je préfère désigner par le mot *stimulabilité*.

Tous les corps de la nature doivent donc être *stimulans* pour l'homme, puisque tous mettent nécessairement en action cette propriété.

Aussi la vie ne s'entretient-elle que par les stimulans extérieurs (Brown), ou par le jeu réciproque des organes.

De là, deux classes de stimulans naturels, les uns *physiques*, et les autres *vitaux*.

Si de leur action résulte un équilibre parfait entre tous les actes de l'organisme en fonction, il y a *stimulation normale* ou *physiologique* : c'est la *santé*, elle suppose l'intégrité des tissus générateurs.

Mais que cette action devienne trop énergique et se porte sur un organe quelconque, comme la vie réside tout entière dans les extrémités vasculaires et nerveuses, la stimulabilité perd son rhythme physiologique ; il y a *stimulation pathologique* ou *morbide* : c'est cet état qu'on nomme *maladie.*

Ainsi, puisque l'état maladif naît de l'action démesurée des stimulans naturels, les causes morbides sont *physiques* ou *vitales.*

Ces causes agissent constamment sur les *solides ;* mais, parmi les premières, les unes d'une manière directe, et les autres par l'intermédiaire des fluides, tels que le sang, la salive, etc., dont elles ne changent pas visiblement les qualités physiques.

Le mécanisme de l'action des unes et des autres est tel qu'elles mettent d'abord en jeu la stimulabilité au moyen des nerfs, puis leur effet appréciable se remarque dans l'un des deux systèmes vasculaires.

Ces causes sont donc toutes *stimulantes* ou *toniques*, puisque, quelles qu'elles soient et quelles que soient les voies par où elles s'introduisent dans l'économie, elles ne peuvent modifier que l'un ou l'autre des systèmes sanguin et lymphatique. Celles que les auteurs ont nommées *débilitantes* sont des stimulus de ce dernier système.

Il ne peut, par conséquent, y avoir qu'une classe de maladies, des *stimulations* ou *irritations morbides,* mais plutôt des *inflammations ;* car elles ne sont que la persistance des stimulations morbides, qu'un effet naturel de l'action des causes morbifiques sur un de nos organes pendant la vie.

Les mots *inflammation* et *phlegmasie* n'indiquent donc qu'une apparence insolite, qu'un état anomal de nos tissus, mais non l'essence, la nature même de la modification organique ; et ceux de *stimulation* et d'*irritation*, sans l'épithète *morbide,* ne présentent à l'esprit qu'un phénomène naturel, qu'un état inséparable de la vie.

Par cela même que tous nos tissus sont arrosés par *deux ordres de vaisseaux,* et que les fluides qui y circulent sont ou *sanguins* ou *lymphatiques*, chacun de ces tissus peut être, et est, en effet, susceptible de deux sortes de *phlegmasies* ou *inflammations.*

Je désigne sous le nom de *phlegmasies rouges* celles qui sont le résultat de la stimulation pathologique des capillaires sanguins, et de *phlegmasies blanches*, celles qui proviennent de l'exaltation anomale du système lymphatique.

L'assemblage ou réunion des tissus, offrant, dans l'économie animale, des variétés de structure, de forme et de fonctions, les phlegmasies, quoique identiques et de même nature, présentent néanmoins des différences remarquables.

Dans tous les tissus déployés en membranes, les phlegmasies rouges peuvent prendre l'épithète d'*érythémoïdes*, sur-tout si on les distingue par les noms de muqueuses, séreuses, etc., et les phlegmasies blanches peuvent être appelées *lymphatiques* ou *humorales*. La dénomination de *folliculaires*, que j'ai affectée aux inflammations blanches des membranes muqueuses, me semble propre à en exprimer la nature.

Mais, pour plus de précision dans le langage médical, je préfère me servir des mots *phlegmasite* et *phlegmatie*, réservant ceux d'*inflammation* et de *phlegmasie* pour être génériques.

Lorsqu'une phlegmasie envahit le système capillaire sanguin qui abreuve les organes volumineux ou parenchymateux, je dis qu'elle est *phlegmoneuse*; et *œdémateuse* lorsque ce sont les vaisseaux lymphatiques qui sont le siége de l'irritation morbide.

On voit qu'il n'y a que deux ordres de phlegmasies qui sont en rapport avec la division naturelle de nos tissus; les unes, qui se développent dans des organes membraneux, ce sont les phlegmasies *érythémoïdes* et *blanches*, et les autres, qui siégent dans les organes volumineux ou parenchymateux, ce sont les phlegmasies *phlegmoneuses* et *œdémateuses*.

En d'autres termes, il n'y a que des *phlegmasites* ou congestions sanguines, congestions par turgescence; et que des *phlegmaties* ou congestions humorales, lymphatiques, congestions par une espèce d'infiltration.

On a long-temps affecté à ces deux ordres d'inflammations, dont on ne connaissait ni la nature ni l'existence, les noms de *sthéniques* et d'*asthéniques*, parce que celles qui siégent dans les vaisseaux lymphatiques ont de faibles sympathies, et que les stimulans du système sanguin, devenant des contre-stimulans, les font disparaître.

M. Tommasini, pour exprimer à-peu-près la même idée que Brown, emploie les mots *hypersthénie* et *hyposthénie*, *maladies par excès* et *par défaut de stimulus*, ou simplement *maladies* de *stimulus* et de *contre-stimulus*.

Toutes ces expressions, ainsi que celles-ci : *maladies dynamiques* et *adynamiques*, *maladies par excès* et *par défaut de force*, qui rappellent le *strictum* et le *laxum* de Thémison, ne présentent à l'esprit exact aucun sens raisonnable, parce qu'elles ne sont point l'image des désordres survenus dans l'un des tissus générateurs de l'économie.

M. Broussais emploie avec plus de bonheur les termes *inflammations* et *subinflammations*, *irritations* et *abirritations*; mais il est loin de leur attacher le même sens que nous donnons à ceux de *phlegmasites* et de *phlegmaties*.

Jusqu'à ce jour, on s'est servi du mot *faiblesse*, 1°. tantôt pour exprimer la prédominance d'action du système lymphatique dans une portion d'organe (œdème, ulcères atoniques, etc.); 2°. tantôt pour représenter cet état du corps vivant, où les fluides blancs l'emportent sur les fluides sanguins (pâles couleurs, étiolement, diathèse scrophuleuse, etc.); 3°. tantôt pour peindre l'enchaînement de la contractilité musculaire soumise à l'influence du cerveau actuellement affecté (fièvres adynamiques, ataxiques, etc.).

Les phlegmasites, ou phlegmasies rouges, présentent différens degrés depuis la simple stimulation morbide jusqu'à la désorganisation.

Elles sont toutes, qu'elles existent dans les membranes ou dans les organes parenchymateux, caractérisées : 1°. par l'abord plus considérable du sang rouge dans la partie, ce qui constitue la rougeur inflammatoire; 2°. par une pulsation locale sensible; 3°. par de la turgescence ou un gonflement marqué ; 4°. par une chaleur plus grande que dans l'état naturel; 5°. par de la douleur; 6°. enfin, par une anomalie de la fonction de l'organe.

Les traits distinctifs des inflammations blanches ou phlegmaties sont : 1°. l'afflux des fluides lymphatiques dans la partie : c'est la pâleur, l'étiolement; 2°. l'absence des battemens; 3°. une tuméfaction assez considérable ; 4°. une espèce d'infiltration, de suppuration ou d'exhalation ; 5°. un sentiment de froid ou une chaleur faible, équivoque; 6°. une douleur peu sensible; 7°. un dérangement de la fonction.

Ces deux phlegmasies peuvent être isolées, ou combinées l'une avec l'autre. Les phlegmasites sont souvent primitives et continues, tandis que les phlegmaties sont primitives ou consécutives, rémittentes ou intermittentes.

Les phlegmaties seules peuvent devenir chroniques, induratives, ulcératives, ou suppuratives; elles seules aussi peuvent, suivant les tissus, avoir, pour produits secondaires, des matières cérébriformes, hydatiques, osseuses, graisseuses, etc.

En résumé, il n'y a qu'un ordre de corps vraiment doués de la vie (ceux qui ont un système nerveux); qu'un principe, qui la développe; qu'une propriété, qui l'alimente et la conserve; et qu'une classe de maladies qui naissent des anomalies de cette propriété.

Ces diverses propositions vont recevoir leur sanction de l'expérience et des faits, par les détails dans lesquels nous allons entrer.

Phlegmasies des membranes muqueuses.

Idée des membranes muqueuses. — Les membranes muqueuses sont celles qui, communiquant avec la peau par les grandes ouvertures qu'on voit à sa surface, plongent dans l'intérieur des organes pour s'y déployer et les tapisser. Sans cesse en contact avec des substances hétérogènes, elles ont, en conséquence, dans leur épaisseur et souvent au-dessous d'elles, de petites glandes, destinées à servir d'émonctoires à l'économie, et chargées de sécréter une humeur mucilagineuse, qui, incessamment déposée à la surface libre de ces membranes, les garantit de l'influence nuisible des corps dont elle favorise le trajet. Les nerfs dont ces membranes sont en outre pourvues, et les vaisseaux sanguins et absorbans dont elles sont parsemées, les rendent propres à remplir d'autres fonctions que la nature leur a départies, l'exhalation et l'absorption. Il entre donc dans leur organisation intime, outre le cannevas cellulaire, deux tissus distincts, des nerfs et des vaisseaux; car les glandes, cryptes ou follicules muqueux ne sont qu'un lassis de vaisseaux lymphatiques. Aussi sont-elles susceptibles d'être influencées diversement par les modificateurs extérieurs avec lesquels elles se trouvent en rapport, et d'éprouver des maladies différentes, qui, toutes, découlent de l'inflammation.

Distinction des phlegmasies muqueuses. — Les follicules ou cryptes muqueux, qui peuvent être considérés comme autant de petits organes blancs, et les vaisseaux des membranes elles-mêmes, peuvent isolément s'enflammer. L'anatomie pathologique nous le démontre dans les fièvres dites muqueuses, dans les gastrites, les dyssenteries, les diarrhées, etc.

Je nomme *phlegmatie muqueuse*, *phlegmasie folliculaire* ou *blanche*, la première de ces deux inflammations, et *phlegmasite*, *phlegmasie érythémoïde* ou *rouge*, celle qui envahit les capillaires sanguins de la membrane. Elles vont successivement nous occuper et serviront à rapprocher, concilier et expliquer, les opinions en apparence contradictoires qui, dans ce moment, partagent les médecins.

Des phlegmasites muqueuses, phlegmasies érythémoïdes ou rouges, en général.

Causes. — Placées aux extrémités des organes qui transmettent nos sensations, et pourvues d'un nombre considérable de houppes nerveuses qui les rendent propres à remplir les usages auxquels elles sont destinées, les membranes muqueuses sont susceptibles de s'enflammer par l'action directe ou indirecte des modificateurs extérieurs, et sous l'influence des passions ou des impressions vives. Quelques corps de la nature, et plus particulièrement certains poisons, les rubéfians, les alcooliques, les toniques, et des conditions particulières de l'atmosphère, etc., donnent sur-tout naissance aux phlegmasies érythémoïdes de ces membranes. Telle est la raison pour laquelle des stimulans ingérés dans l'estomac, lorsqu'une phlegmasie ulcérative existe dans les petits intestins (fièvre muqueuse adynamique), ont un succès assez constant. C'est une contre-irritation, contre-stimulation, un des agens thérapeutiques les plus variés et les plus puissans.

Qu'une cause physique ait porté son action sur une des surfaces muqueuses, si la mesure vitale y a été détruite, trois phénomènes se succèdent instantanément : la sensation reçue par les extrémités sentantes est portée au *sensorium commune*, qui réagit sur elle, puis la réfléchit vers ces mêmes extrémités, auxquelles il communique une nouvelle énergie. Il en résulte l'*exaltation*, l'*excitation*, l'*irritation* ou la *stimulation morbide* : c'est la cause prochaine des phlegmasies.

Le mode d'action des causes indirectes et morales se compose également de trois phénomènes ; mais les extrémités percevantes sont loin des extrémités stimulées, et celles-ci sont presque toujours multiples.

Diagnostic. — Dès qu'une phlegmasie a envahi le système capillaire sanguin des membranes muqueuses, la sécrétion folliculaire qui les lubrifie incessamment, et dont sont chargées les glandes lymphatiques, est momentanément suspendue, parce que l'effort vital s'est porté sur les vaisseaux sanguins, et que le diamètre en étant augmenté, l'orifice des cryptes, qui est intermédiaire, se trouve obstrué (trachéite, coryza, cystites urinaire et biliaire, blennorrhagie, etc.).

Mais dans les organes d'une grande capacité, tel est, par exemple, l'estomac, comme l'inflammation est circonscrite, la sécrétion du mucus peut également avoir lieu dans lés glandes environnantes, et même avec d'autant plus d'activité, que la phlogose est plus vive. Telle est la source des matières que rendent ceux qui sont en proie à une gastrite, à une dyssenterie, à un choléra-morbus, etc.

Les phlegmasies érythémoïdes ou rouges peuvent rarement succéder à une inflammation des follicules : elles sont presque constamment primitives.

De même que toutes les autres inflammations, les phlegmasites muqueuses peuvent être fugaces ou persistantes, circonscrites ou irrégulières.

Symptômes locaux. — Lorsque, sous l'influence d'une cause quelconque, le rhythme physiologique a été rompu, le phénomène qui se présente d'abord est l'irritation morbide, condition première et essentielle de toute phlegmasie : elle est due à une modification de la stimulabilité vasculaire locale.

Existe-t-elle dans une surface muqueuse, les lois qui présidaient à son harmonie, bientôt interverties, donnent naissance à cet état, qu'on nomme inflammation.

Le sang artériel franchit ses limites : des molécules rouges passent dans des vaisseaux où naguère circulaient des fluides blancs : il en résulte la rougeur inflammatoire. La forme qu'elle affecte se dessine différemment dans les organes : uniforme, érysipélateuse dans ceux qui sont globuleux (gastrite, cystites biliaire et urinaire, etc.), elle s'offre sous l'aspect de plaques elliptiques dans les canaux (entérite, œsophagite, etc.).

Ces molécules, poussées incessamment du centre vers la circonférence, se précipitent, s'accumulent et engouent les canaux vasculaires avec d'autant plus de facilité, que leur tissu est plus perméable, ou qu'ils ont été un plus grand nombre de fois soumis à l'empire de l'inflammation. Voilà ce qui nous explique la fréquence des récidives et la constance de la tuméfaction, comme compagne et suite des phlegmasies. Cette tuméfaction présente de nombreuses variétés; mais jamais elle n'est considérable, en raison de la ténuité du tissu.

Cependant, cette aberration sanguine, cette déviation de la liqueur réparatrice de nos organes, n'a jamais lieu sans qu'il n'y ait en même temps augmentation dans la caloricité animale : de là, cette chaleur à laquelle les médecins donnent les noms d'*âcre*, *mordicante*, *brûlante*, suivant le jugement qu'en porte le toucher. Dans les membranes profondes, elle n'est souvent jugée que par les sympathies qu'elle produit, sur-tout vers l'organe cutané (fièvres ataxiques, adynamiques, etc.), et quelquefois par un sentiment d'ardeur (œsophagite, catarrhe pulmonaire suffocant, etc.) : toujours elle est plus grande sur la portion de cet organe qui correspond à la surface muqueuse enflammée ; on peut s'en convaincre en palpant l'abdomen dans les différentes fièvres, la région antérieure du cou dans les phlegmasites du larynx ou du pharynx, etc.

Une succession rapide d'actions et de réactions s'établit du foyer inflammatoire au cerveau, de cet organe au cœur, et du cœur au centre de fluxion ; il en résulte une pulsation locale : moins marquée dans les organes membraneux que dans les parenchymateux, elle n'est souvent appréciable que lorsque les troncs vasculaires sous-jacens ou voisins participent à l'orgasme.

De la distension des vaisseaux, et de ce que la sensibilité du système lympathique n'est point montée au ton de celle qui préside à la circulation sanguine, il dérive une réciprocité d'actions des parties et du cerveau, d'où naît la douleur. Quoique souvent peu appréciable à nos sens dans les inflammations rouges, cette douleur n'en existe pas moins pour le centre animal, et elle est la source de toutes les sympathies que nous étudierons sous peu. C'est principalement dans les premiers jours de la maladie qu'elle se fait sentir, parce que le cerveau, plus intègre, se rend plus facilement compte du trouble de la sensibilité dont il est l'origine, et qu'il est d'observation constante que tous nos organes, dès qu'ils ont été soustraits par l'inflammation à leur sphère naturelle de vie, ne manifestent leurs souffrances locales, après quelque temps, que par des sympathies plus ou moins nombreuses : les phlegmasies chroniques en offrent des preuves multipliées.

D'autres phénomènes, résultats immédiats des précédens et des lois qui régissent la matière animée, se présentent encore à l'observation dans l'histoire des phlegmasies érythémoïdes.

La densité de la membrane dans laquelle affluent les humeurs augmente d'abord pendant quelques jours; mais bientôt, si la stimulation pathologique persiste, ce mouvement intestin, allant toujours croissant, use et détruit la force de cohésion, sous l'empire de laquelle toutes les parties de l'organisme se conservent intègres pendant la vie : aussi trouve-t-on souvent la portion enflammée molle et facile à enlever, soit par lambeaux, soit en totalité.

La contractilité fibrillaire est enchaînée, et les membranes éprouvent une espèce de retrait, qui diminue le diamètre de leurs canaux, lorsqu'ils ne sont point attachés à des parois immobiles. C'est ainsi que, dans l'œsophagite, la déglutition des alimens et sur-tout des liquides ne peut s'effectuer, et qu'il en naît cette espèce d'horreur qui caractérise l'hydrophobie. Telle est encore l'explication des invaginations intestinales, de ces constipations qu'on remarque dans certaines fièvres, et de ces rétentions d'urine dues à l'inflammation de la vessie ou du canal de l'urètre, etc., etc.

L'exhalation et l'absorption départies aux vaisseaux actuellement remplis de la matière colorante du sang sont momentanément suspendues. Ce fait nous explique pourquoi, dans la dyssenterie, la blennorrhagie, le coryza, etc., il peut y avoir exhalation sanguine; pourquoi, dans la plupart des fièvres, il y a inappétence; et pourquoi il ne faut point d'alimens dans les phlegmasites gastriques.

Les membranes sont en outre, pendant quelques jours, privées de leur mucilage préservateur, et ce phénomène, réuni à l'exaltation de la chaleur animale, aussi bien qu'à l'irritation sympathique du pharynx et de la bouche, nous donne l'explication de la soif qui tourmente les malheureux en butte aux angoisses de la fièvre. La nature semble vouloir suppléer à ce mucilage, en faisant naître le désir des boissons, et guider ainsi le médecin dans l'emploi des agens thérapeutiques.

Cependant, ce mucus, qui avait été retenu dans ses réservoirs, en est enfin chassé par la phlegmasie qui s'y est propagée; mais ce n'est qu'après avoir subi, dans ses élémens constitutifs, des changemens remarquables : nous allons en étudier l'origine et les caractères avec d'autant plus de soin, que ce mucus est presque toujours, dans les phlegmasies gastriques, pris pour de la bile.

Dans toute inflammation des vaisseaux capillaires sanguins de la membrane des voies alimentaires, on trouve là où elle existe, une liqueur verte, poracée, et au-dessus comme au-dessous, où ne règne point de phlogose, les liquides sont plus ou moins jaunes. M. Prost, à ce sujet, s'exprime ainsi : « Cette liqueur (la bile) est quelquefois noirâtre dans la vésicule et le conduit cholédoque, tandis que les matières que contient le duodénum sont d'un jaune pâle...... Plus la bile est colorée et abondante dans ces viscères (intestins), plus aussi les artères sont développées, et le sang rouge abondant dans la surface muqueuse, avec laquelle elles sont en contact. »

Tous les produits muqueux peuvent, successivement et suivant la force de la phlegmasie, devenir limpides, blanchâtres, grisâtres, jaunâtres, verdâtres et noirâtres. Les ophthalmies, les coryzas, les gastrites, les dyssenteries, les diarrhées, les blennorrhagies, etc., etc., nous en fournissent des preuves irréfragables.

Lorsque dans un choléra - morbus les vomissemens ou les fèces ont alternativement les caractères ci-dessus, et s'élèvent jusqu'à soixante dans une journée, émanent-ils du foie ou de la vésicule du fiel? L'anatomie pathologique nous révèle-t-elle autre chose que des lésions de la membrane muqueuse des voies gastriques?

Dans une dyssenterie, c'est-à-dire, dans une phlegmasite de la membrane muqueuse des gros intestins, liée à une entéro-céphalite, maladie où les excrétions peuvent présenter des caractères physiques et sans doute chimiques si variés; où les couleurs se nuancent différemment à chaque défécation; où le vert, le jaune, le brun, le noir; où des liquides gélatineux, séreux, albumineux, sanguinolens, alternent et se succèdent rapidement; est-ce la bile qui est ainsi modifiée dans ses élémens?

Dans une péritonite intense, c'est-à-dire, dans une inflammation des vaisseaux sanguins du péritoine, combinée avec une entéro-céphalite, les matières vomies nous présentent, en quelque sorte, des nuances des sept couleurs primitives : est-ce là de la bile?

Un purgatif drastique, qui a provoqué des coliques considérables et quinze ou vingt selles alternativement limpides, blanches, jaunes ou vertes, n'a-t-il agi que sur la vésicule du fiel? N'a-t-il pas porté son action principale sur les glandes folliculaires?

Il existe donc entre les surfaces muqueuses enflammées et la couleur des liquides qui sont en contact avec elles des rapports étroits, inaperçus, et qui nous font voir le peu de fondement de la polycolie ou des maladies humorales des anciens, comme de quelques modernes.

D'ailleurs, la bile n'obéit-elle pas aux lois générales qui président à la circulation des liqueurs animales? Ballottée sans cesse par les mouvemens péristaltiques et vermiculaires des intestins, elle ne séjourne point dans leur capacité, et ne peut par conséquent donner naissance aux phénomènes des prétendues fièvres bilieuses, pas plus que les mucosités nasales, urétrales, vésicales, etc., ne déterminent les catarrhes de ce nom, dont elles ne sont que le produit.

Symptômes sympathiques. — Nées de la souffrance locale et résultats de sa transmission au cerveau, ainsi que de sa réflexion vers les extrémités nerveuses, les sympathies que développent les inflammations muqueuses érythémoïdes sont principalement en raison directe du siége, de la violence et de l'étendue de la phlogose; elles sont plus multipliées et plus rapides dans la membrane gastro-aérienne que dans celle qu'on nomme génito-urinaire, et dans celle-ci plus que dans la peau, différence qui tient et au nombre de houppes nerveuses qu'elles reçoivent et à la manière dont elles communiquent avec le centre commun de nos sensations, avec les parties médianes de ce foyer de la vie : aussi les phlegmasies gastriques ont-elles été long-temps considérées comme des maladies générales, *totius substantiæ*.

La chaîne étroite d'impressions et de perceptions douloureuses qui s'établit entre le noyau inflammatoire et l'encéphale développe incessamment la vitalité des capillaires de ce viscère et tout l'appareil des phlegmasies : de là, le désordre qu'on remarque non-seulement dans les actes de l'intellect, mais encore dans ceux des deux vies assimilatrices et de relation.

Toutefois, lorsqu'une sensation a été vive et brusque, son arrivée au centre animal se fait si tumultueusement, que la mesure normale y est aussitôt détruite, et que les membranes muqueuses ne sont que secondairement atteintes de phlogose.

Dans toute phlegmasie gastrique, il y a donc nécessairement deux centres de réaction, le cerveau et la membrane muqueuse; mais comme l'inflammation peut prédominer dans l'un de ces deux siéges, elle a toujours été envisagée exclusivement : de là, la source de ces redites fastidieuses qu'on trouve dans les monographies.

Qu'elle soit primitive ou secondaire, la phlegmasie cérébrale présente différens siéges, qui, jusqu'à présent, n'ont point été parfaitement établis par les auteurs : 1°. ici, les plexus choroïdes sont enflammés, et ont donné lieu à un épanchement plus ou moins abondant et variable en couleur : c'est l'*hydrocéphalite*, qui se joint constamment à une phlegmasie folliculaire des intestins : nous lui donnons le nom d'*entéro-céphalie* ou *entero-céphalée*. 2°. Là, les masses encéphaliques sont rosées ou rouges, plus denses que dans l'état normal, et laissent suinter des gouttelettes d'un sang vermeil lorsqu'on les divise avec le scalpel : cet état, presque toujours uni au précédent, constitue la *céphalite*; c'est notre *entéro-céphalite*. 3°. D'autres fois, la phlegmasie frappe plus particulièrement la moëlle allongée, souvent aussi le prolongement rachidien : c'est le *tétanos*, qui se combine plus ou moins avec les deux états précédens, et l'inflammation de l'arachnoïde qui recouvre ces organes. Cette affection étendue donne lieu également aux *convulsions* : nous l'appelons *mésocéphalite*. 4°. Le cervelet est-il le siége principal de la congestion sanguine? Il en résulte une *cérébellite*, dont le *delirium tremens* n'est qu'une nuance. 5°. Enfin, quelquefois à la seconde de ces lésions se joint une inflammation de l'arachnoïde, qui a reçu les noms de *phrénésie*, d'*arachnite*, d'*arachnitis*, de *fièvre ataxique, etc.*

Cette phlegmasie cérébrale, qu'elle soit cause ou effet de celle qui règne dans les voies gastriques, se présente avec tous les caractères indicatifs des autres inflammations; elle est la source des phénomènes les plus nombreux et les plus intéressans, et dans le tableau des maladies humaines on la voit toujours fournir à chacune d'elles des traits distincts et saillans.

La rougeur, qui est inséparable des phlegmasies du système vasculaire à sang rouge, existe ici, comme nous venons de le dire, et entraîne nécessairement avec elle l'idée de tuméfaction : peu considérable lorsque la maladie a duré un certain temps, cette tuméfaction détermine une densité plus grande de la masse encéphalique, lorsque la marche de l'inflammation a été courte et rapide.

La céphalalgie, qui n'est que l'expression de la souffrance de l'organe, gravative, pulsative, térébrante ou obtuse, se fait sentir au front, à l'occiput ou latéralement, suivant que la phlogose est plus vive vers l'une de ces régions.

La chaleur de la tête, qui, vers une époque de la maladie, forme un contraste frappant avec le froid de la face, s'accroît par les progrès de la phlegmasie, et se fait souvent sentir lors même qu'une sueur glaciale ruissèle sur tout le corps.

Une des conséquences immédiates de cet excès de vie, c'est le désordre des facultés intellectuelles, marqué par l'énergie anomale de l'une ou de plusieurs d'entre elles, et par l'association d'idées disparates; ce qui constitue le délire, dont le propre est d'être continu et furieux dans les phlegmasites cérébrales, arachnoïdiennes sur-tout.

Le cerveau, qui, d'après le vœu de la nature, doit périodiquement cesser ses relations avec les corps au milieu desquels se trouve l'individu, est doué d'une activité continuelle : de là, l'insomnie, ou ce sommeil court et entrecoupé de rêves pénibles, la loquacité et l'exercice de la plupart des actes de l'intelligence.

Les pupilles sont d'abord contractées, parce qu'un trop grand faisceau de lumières fatiguerait l'organe visuel, qui participe de l'excitation cérébrale; mais bientôt elles se dilatent considérablement, sur-tout lorsque la terminaison doit être fâcheuse.

Cet organe, qui nous offre une peinture vivante des objets extérieurs, perd l'aptitude de les percevoir distinctement : delà, les bluettes, étincelles, corps brillans, le vertige et ses nuances; de là également, la carphologie, ce phénomène précurseur de la mort.

La respiration, de même que tous les actes qui en dérivent, se fait avec plus de fréquence et d'activité : c'est sans doute à cette cause qu'est due la suroxigénation du sang, à laquelle Beaumes attribuait les fièvres dites inflammatoires, et que nous offre celui des veines dans toutes les phlegmasies érythémoïdes franches.

L'organe central de la circulation acquiert également plus d'énergie; ses mouvemens de cystole et de diastole sont rapides, tumultueux : telle est l'origine des battemens insolites répétés, qui, communiqués à tout l'arbre artériel, font croire à la circulation d'une plus grande colonne de sang, et d'où naissent ces colorations diverses, souvent fugaces, qu'on remarque sur l'organe cutané. Mais que la membrane qui se déploie dans les cavités du cœur et les artères soit légèrement phlogosée, le pouls, au lieu de présenter de la fréquence et de la plénitude, est roide et embarrassé, caractère qui change après une ou deux saignées, et qui n'est jamais plus prononcé que lorsqu'il y a simultanément phlegmasie dans les organes de la respiration, voisins des gros troncs artériels. Si la phlegmasie arachnoïdienne prédomine, comme dans certaines fièvres ataxiques, le pouls est tremblotant, et varie souvent dans les différentes régions et même le long du trajet d'une artère.

Les phlegmasies dont nous parlons ne portent pas une atteinte très-nuisible aux organes assimilateurs; dans le début même, la nutrition semble plus active, phénomènes dus à l'action augmentée du cœur et du système capillaire à sang rouge.

L'influence sympathique qu'exercent les phlegmasites sur les divers appareils sécréteurs de l'économie est telle, qu'elles enchaînent et paralysent presque entièrement l'action de ceux sur-tout dont les canaux excréteurs s'ouvrent à la naissance des grandes surfaces muqueuses, constamment rouges à leur origine. Ce phénomène n'est jamais plus saillant que lors de la phlegmasie de la membrane gastrique, parce que le plus grand nombre de ces canaux sont béans à sa surface. Telle est la raison pour laquelle, dans les fièvres dites inflammatoires compliquées d'adynamie, on voit les yeux secs, ainsi que la bouche, les fosses nasales, etc.

Dans les inflammations qui nous occupent, la langue est constamment rouge à sa périphérie, et couverte, dans le reste de son étendue, d'un enduit jaunâtre ou verdâtre. Par les progrès de la phlogose, une bande médiane et rouge apparaît, s'étend et se dessèche. Cet organe est alors tremblotant, lorsque par la volonté il dépasse les arcades dentaires; étréci et terminé en pointe, il est très-brûlant, et ses papilles ne semblent plus exister sous l'espèce de vernis qu'on remarque à sa surface : quelques sangsues sous le menton font disparaître ce vernis.

Tous les muscles destinés à exécuter les différens actes de la vie animale témoignent hautement, par les anomalies qu'ils nous présentent, que le cerveau et ses dépendances sont sous l'empire de la douleur. Douées d'une énergie extraordinaire dans le début du causus et des fièvres inflammatoires, les puissances locomotrices en portent toujours l'empreinte, même à une époque plus avancée.

La mort est toujours précédée de grincemens de dents, de convulsions, ou d'un état comateux, suivant que la phlegmasie s'étend à la moëlle allongée ou aux hémisphères cérébraux.

Ainsi, toutes les sympathies de la vie organique et de la vie de relation émanent de la participation de l'encéphale à la phlegmasie muqueuse érythémoïde. La raison, c'est qu'il est la source et le réservoir de l'innervation et de ses phénomènes.

Marche. — Les phlegmasies érythémoïdes ont toujours une marche franche, mais rapide. Le passage du sang rouge dans des vaisseaux qui ne le contiennent pas naturellement, la surabondance de ce fluide dans la membrane malade et le cerveau, la communication des capillaires injectés avec les artères, l'accroissement de la stimulabilité qui en résulte; tout ici concourt à la production de sympathies vives et non interrompues, et à nous faire apprécier l'existence de ces phlegmasies, ainsi que le but où elles tendent.

Au moment où l'excitation morbide se développe, et où la congestion sanguine s'établit sur une surface muqueuse, tous les mouvemens vitaux semblent y converger; l'enveloppe cutanée perd la température qui l'élevait naguère au-dessus de celle de l'atmosphère ; un frisson général a lieu, et la vie semble prête à s'éteindre au dehors. Tel est le début des phlegmasies dont nous esquissons l'histoire. (Voyez la marche des phlegmasies folliculaires.)

Durée. — La durée des phlegmasies qui frappent les vaisseaux sanguins chargés d'arroser les membranes muqueuses est principalement subordonnée au siége et à l'étendue qu'elles ont. Elles suivent, au reste, les mêmes lois que nous avons établies pour les phénomènes sympathiques; celles qui siégent dans les tuniques des voies digestives sont donc, proportion gardée, plus vives et plus rapides. On en a des preuves dans certaines fièvres adynamiques, dans certains choléra-morbus, etc.

Terminaisons. — Lorsqu'une inflammation rouge doit se résoudre, les actions vitales de la partie diminuent graduellement; les sympathies perdent de leur activité; les fluides lymphatiques et sanguins rentrent dans leurs canaux respectifs, et la santé reprend son empire.

Quelquefois un mouvement tonique s'élève dans les vaisseaux atteints de phlogose, détruit la chaîne sympathique et y rétablit subitement l'ordre primitif. C'est la délitescence, terminaison toujours favorable, que la vie seule peut déterminer, et que nous explique le peu d'épaisseur de la surface enflammée.

Mais si, dans un organe éloigné et lié par sympathie avec la tunique malade, un foyer d'irritation préexistait à cette terminaison, l'effort vital s'y concentre, y appelle les fluides; et alors tout l'appareil morbide déplacé se reproduit. C'est là ce qu'on nomme métastase ou métaptose, suivant l'importance du rôle que joue cet organe dans l'économie vivante.

Il n'y a de suppuration, d'ulcération, de mélanose, de onte putrilagineuse, d'induration dans les inflammations muqueuses, que lorsque les follicules en sont le siége; mais aussi toutes les phlegmasies végétantes se développent dans la membrane muqueuse elle-même.

La gangrène des phlegmasies érythémoïdes est caractérisée par une couleur lie de vin, et semble venir de l'accumulation des molécules noirâtres du sang veineux; elle est toujours suivie d'un calme perfide, qui doit servir au pronostic. C'est la cessation de l'afflux vital dans la partie, l'interruption de la chaîne sympathique établie entre les tuniques malades et le réservoir de la vie.

La mort, qui est l'absence et la soustraction du principe vital dans les corps organisés, ne peut jamais avoir lieu sans que le cerveau, d'où dérive ce principe, n'en soit le premier privé. Cette conséquence est naturelle, indispensable, et tellement en harmonie avec les faits d'anatomie pathologique, qu'on a lieu d'être surpris qu'elle n'ait pas frappé les observateurs. Supposer que les lésions des membranes puissent produire la mort sans la participation de l'encéphale, la source de la stimulabilité, l'écho et le propagateur de ses actes, c'est admettre le développement de grands effets sous l'influence de petites causes; c'est méconnaître les corrélations qui existent entre nos organes et le centre animal.

Complications. — Une phlegmasie folliculaire peut exister sous forme de granulations, sans nuire bien visiblement à cet ordre régulier de fonctions qu'on observe pendant la santé; mais qu'il se développe dans le voisinage ou dans la même surface muqueuse une inflammation rouge, même peu étendue, l'équilibre des fonctions est aussitôt rompu; des phénomènes locaux et sympathiques s'élèvent et se succèdent incessamment, et la première phlegmasie, ainsi activée, finit par compromettre l'existence, ou même donner la mort. Telle est l'explication de la fin de cette période d'incubation, qu'on remarque dans toutes les phlegmasies folliculaires, mais plus particulièrement dans la rage, le croup, etc.

C'est également une phlegmasie érythémoïde qui semble aviver la surface muqueuse ulcérée ou tapissée par une production membraniforme, puisque l'anatomie pathologique nous démontre de semblables inflammations dans le voisinage.

Traitement. — Dans une phlegmasie récente, deux indications se présentent à remplir : 1°. enlever la surabondance du fluide dont la congestion constitue la maladie; 2°. modifier la stimulabilité des vaisseaux qui en sont le siége, car il faut procéder à la guérison dans un ordre opposé à celui qui a présidé au développement de cette phlegmasie.

Les saignées générales et locales remplissent parfaitement la première indication pour les phlegmasites; mais comment, dans les phlegmaties, désemplir subitement le système lymphatique? Si les vomitifs, purgatifs, diurétiques et sudorifiques, atteignent ce but, ce n'est qu'après avoir agi sur un des appareils muqueux.

Pour la seconde indication, nous possédons les agens thérapeutiques; toutefois, ainsi que les autres corps de la nature, ils ne peuvent modifier que l'un des systèmes sanguins et lymphatiques : vérité d'autant plus profonde, qu'elle se trouve plus en harmonie avec les lésions de nos tissus, et qui, n'ayant point été sentie, a prolongé l'enfance de la matière médicale.

Il n'y a donc que deux ordres de médicamens, 1°. des *rubéfians*, ou médicamens qui exaltent les capillaires sanguins; 2°. des *albifians* ou médicamens qui, par l'afflux des fluides lymphatiques qu'ils déterminent, décolorent les organes.

Ceux-ci sont de deux sortes : les uns, qui n'agissent que sur les follicules, comme le tartre stibié, les purgatifs, etc., et les autres, qui stimulent tous les capillaires lymphatiques d'une partie, comme les mucilagineux, etc.

Provoquer une excitation momentanée dans un système quand l'autre est frappé de phlegmasie; détourner en quelque sorte la stimulabilité de dessus celui où elle s'est concentrée, en développant celle du système opposé : tel est le mode d'action de tous les modificateurs de l'économie vivante, telle est la manière dont ils rétablissent l'équilibre de nos fonctions.

Tous deviennent donc des *contre-stimulans* dès qu'ils sont mis en jeu pour une médication; mais, suivant les doses ou la durée de leur action, ils peuvent faire naître de véritables phlegmasies, désorganiser même nos tissus ou ne produire qu'un effet fugace.

Parmi eux, les uns ont une action topique, et les autres, après avoir parcouru quelques-unes de nos filières organiques, vont au loin exercer leur influence principale, comme sur les voies urinaires, le cerveau, l'enveloppe cutanée, etc. : aussi ces derniers provoquent-ils une double stimulation, tels sont les poisons, qui font naître au moins des phénomènes gastriques et cérébraux.

Dans toute phlegmasie érythémoïde des membranes muqueuses, on doit donc stimuler le système lymphatique par les émolliens, les mucilagineux, les adoucissans, etc. ; ils tendent en outre à remplacer le mucus suspendu.

Les saignées générales sont impérieusement commandées dans ces phlegmasies, lorsque sur-tout elles sont étendues, parce que la partie fibrineuse du sang paraît l'emporter sur la sérosité, et qu'en désemplissant tout le système sanguin elles favorisent la résolution du tissu phlogosé.

Le sang qui en résulte est d'un rouge presque semblable à celui des artères, plus oxygéné, comme Baumes l'avait observé ; le coagulum est considérable, comparativement à la sérosité ; toutes les parties, vingt-quatre heures après sa sortie de la veine, présentent la même teinte, le contact de l'air n'ajoutant rien à sa rougeur : caractères bien différens de ceux que nous présentera ce même fluide dans les phlegmasies folliculaires.

Ainsi tous les stimulans quelconques, et plus particulièrement ceux qui portent leur action directe sur le système vasculaire à sang rouge, doivent être proscrits dans les phlegmasies qui nous occupent.

Nous ne poursuivrons pas plus loin ces considérations sur les phlegmasies érythémoïdes ou rouges, parce que, dans nos *Élémens de nosographie médicale*, tout ce qui s'y rattache se trouvera développé, éclairci et fortifié par des faits nombreux.

Des phlegmaties muqueuses, phlegmasies folliculaires ou blanches des membranes muqueuses.

Causes. — Outre les causes directes qui naissent, et de la nature des fonctions que doivent remplir les cryptes, et du contact des substances qui parcourent les canaux muqueux, les phlegmasies folliculaires reconnaissent encore pour causes toutes celles qui développent les autres inflammations. Les virus, cependant, et tous les corps délétères qui ont été introduits dans l'économie vivante, semblent plus particulièrement déterminer l'inflammation des follicules, sans doute parce que ce sont nos principaux émonctoires. Telle est la raison pour laquelle, dans la rage, la syphilis, le croup, etc., on les trouve presque toujours seuls affectés.

Diagnostic. — L'inflammation des follicules diffère de celle dont la membrane muqueuse est le siége, en ce que, presque de prime abord, elle augmente la sécrétion qu'ils sont chargés de verser continuellement à la surface libre de cette tunique; tandis que la seconde, ou la phlogose érythémoïde, suspend cette sécrétion. (Dysenterie et diarrhée, croup et trachéite, etc.)

Deux sortes de causes peuvent donc augmenter cette sécrétion : les unes, physiques, comme des alimens, un corps irritant; les autres, vitales, telles que des impressions vives de l'âme, une inflammation des cryptes eux-mêmes, ainsi que de la membrane muqueuse, mais cette dernière inflammation seulement après quatre ou cinq jours d'existence.

Les phlegmaties ou phlegmasies blanches sont donc primitives ou consécutives.

Symptômes locaux. — Cette sécrétion, qui, jusqu'à ce jour, a presque toujours été prise pour de la bile, peut devenir successivement limpide, blanchâtre, jaunâtre, verdâtre, noirâtre; mais pour qu'elle prenne ces deux derniers caractères, il faut qu'il y ait simultanéité de phlogose dans la membrane muqueuse et dans ses glandes.

Elle peut acquérir une consistance plus ou moins grande, et quelquefois telle qu'elle ressemble à de l'albumine concrète, à de fausses membranes. Les diarrhées, le croup, la rage, le catarrhe vésical, etc., nous en offrent des exemples.

Dans les phlegmasies folliculaires de la membrane muqueuse des intestins, la sécrétion dont nous parlons peut devenir semblable à une gelée de veau sanguinolente. Un purgatif ou des toniques administrés intempestivement, en ranimant une inflammation chronique, lui donnent quelquefois ce caractère.

Souvent, sous l'influence d'un agent excitant, elle devient tout-à-coup si abondante, qu'elle éteint elle-même la cause qui lui a donné naissance, et constitue ainsi une véritable saignée, d'autant plus salutaire qu'elle émane de presque tout le système vasculaire abdominal, siége immédiat de l'irritation. C'est ce que l'on observe dans les choléra-morbus non compliqués de phlegmasie péritonéale, et ce qui nous explique l'effet des purgatifs et des vomitifs, ainsi que des crises par les déjections alvines.

Toute diarrhée est donc le résultat d'une inflammation des cryptes muqueux.

Les phlegmasies folliculaires n'ont pas tous les traits caractéristiques et communs des autres phlegmasies. Il y a constamment absence de rougeur; les surfaces présentent un aspect grisâtre qu'il ne faut pas confondre avec la couleur naturelle des organes. Elles sont luisantes et paraissent étoilées; on y voit des granulations semées cà et là ou groupées, et souvent des excoriations ou des ulcérations d'un blanc grisâtre, et qui forment une saillie ou un enfoncement plus ou moins considérable.

La douleur se décèle ici par un sentiment de pesanteur, là par une ardeur plus ou moins pénible; mais au bout de quelques jours, et sur-tout lorsqu'on a fait une saignée locale, ou que le cerveau est plus affecté, elle disparaît, et ne se dénote ensuite que par une respiration plaintive durant le sommeil et la somnolence, ou par une crispation des traits du front, qu'elle soit spontanée ou mise en jeu par la pression d'une des régions de l'abdomen, en un mot du lieu qui est le siége de la phlegmasie.

Cependant lorsqu'il y a complication de phlegmasie érythémoïde, ou que les cryptes muqueux sont tombés en ulcération profonde, il existe toujours de la douleur, parce qu'alors il y a transmission de l'irritation à la tunique péritonéale. Telle est l'explication de la douleur dans les fièvres dites bilieuses, dans les diarrhées colliquatives, etc.

La tuméfaction des glandes muqueuses enflammées, de même que l'accroissement de leur sécrétion, est constante; mais elle peut se présenter sous des aspects bien différens, depuis le grain de millet jusqu'à ces plaques elliptiques qu'on remarque dans les convulsions des enfans, dans certaines fièvres adynamiques, et qui sont toujours un assemblage de plusieurs follicules enflammés ou ulcérés.

La chaleur, dans les phlegmasies qui fixent notre attention, paraît à peine exister et est souvent nulle ou même remplacée par un sentiment froid, quoique, dans la rage, le croup, etc., les malades se plaignent quelquefois d'un sentiment d'ardeur plus ou moins considérable; mais ici elle est due à des plaques rouges qui sont dans le voisinage.

Dans les phlegmaties muqueuses, comme dans celle des autres tissus, on n'observe point de battement.

Phénomènes sympathiques. — Les sympathies qu'exercent les inflammations blanches sur les plexus choroïdes sont si vives, que bientôt ils s'enflamment et qu'il en résulte un épanchement séreux dans les ventricules latéraux, épanchement dont la formation est d'autant plus prompte, que ces phlegmasies siégent plus près du cerveau (rage, croup). L'origine du nerf pneumo-gastrique, qui touche le quatrième ventricule, explique très-bien ce phénomène.

Un des grands caractères des phlegmasies folliculaires, c'est qu'elles ne nuisent que fort peu aux facultés intellectuelles, à moins qu'il n'y ait complication de phlegmasie de l'arachnoïde cérébrale : telle est la raison pour laquelle, dans le croup, la rage, certaines fièvres adynamiques, etc., l'intégrité en est presque parfaite.

Les affections de l'âme y sont tristes et l'abattement extrême. Ce caractère est peut-être plus tranché dans la rage que dans aucune des phlegmasies congénères.

La somnolence, de même que le délire qu'on observe toujours dans ces inflammations, est due, soit à la phlogose des plexus choroïdes, soit à son extension à la pulpe cérébrale et à l'arachnoïde. Le propre de ce délire est d'être taciturne, intermittent : aussi peut-on facilement le faire cesser par des questions ou des objets qui fixent l'attention des malades.

La céphalalgie, ainsi que toutes les impressions qui arrivent par les sens, est obtuse, peu sentie par l'encéphale.

Les pupilles sont toujours très-dilatées, sans doute à cause de la sympathie qu'exerce l'inflammation des plexus choroïdes sur l'origine des nerfs de l'œil et de l'iris. C'est à cette même cause que sont dus les vertiges et toutes les sensations singulières sous lesquelles ils s'annoncent.

Les sympathies que développent les phlegmasies folliculeuses paraissent exercer une grande influence sur les organes sécréteurs, dont elles diminuent ou suspendent momentanément l'action. Ainsi, le produit des reins est presque nul; le foie jouit d'une faible activité; la pituitaire est sèche, la salive retenue dans ses réservoirs, et la sueur ne vient plus, par gouttelettes insensibles, amollir l'enveloppe qui forme les limites du corps humain. Ces phénomènes ne sont jamais plus prononcés que lorsque la phlegmasie est consécutive ou qu'elle coexiste avec une inflammation de la membrane muqueuse.

La respiration, dans ces phlegmasies, peut être successivement difficile, sifflante, luctueuse, anxieuse, stertoreuse et inégale, lorsque toutefois la terminaison doit être funeste, et que le siége principal est à la portion supérieure de la membrane gastro-pulmonaire.

La nutrition est profondément altérée. Les malades tombent dans l'amaigrissement et la décoloration avec une rapidité subordonnée à la quantité de la sécrétion folliculaire. Moins prompt dans la rage, il l'est plus dans le croup, mais bien plus encore dans les fièvres putrides.

Lorsque ces inflammations sont bornées aux cryptes et dans leur début, les pulsations sont au dessous du rhythme physiologique, parce qu'alors la sécrétion folliculaire étant augmentée, la masse du sang se trouve diminuée, de même que dans une hémorrhagie. S'il y a complication de phlegmasie muqueuse, le pouls est dur, fort et fréquent. Les fièvres dites muqueuses, le croup, la coqueluche, les diarrhées nous fournissent des preuves de la première de ces phlegmasies, et les fièvres dites bilieuses, putrides dans leur début, celles de la seconde. Que les follicules soient en pleine désorganisation, ou que leur produit se concrète, le pouls sera faible, petit (fièvres putrides, croup, etc.). Il sera dicrote ou récurrent si la tunique est tombée au loin dans une sorte de putrilage, ou si des productions membraniformes adhèrent aux parois de la membrane muqueuse.

La langue, dans toutes ces phlegmasies, est constamment pâle sur toute son étendue, quelquefois blanchâtre, grise, verdâtre, noirâtre, fuligineuse : dans ce dernier cas, elle est sans crevasses ou fendillée; son volume semble augmenté et sa température inférieure à l'état normal. Elle paraît participer à l'affection générale, puisque la membrane qui revêt sa surface supérieure est, après la mort, plus épaisse et plus difficile à couper, et que ses papilles excèdent leurs dimensions ordinaires.

Les puissances musculaires de la vie de relation sont, en partie, enchaînées et celles de la vie assimilatrice plus ou moins tumultueusement exagérées : de là la prostration des forces et le décubitus dorsal ; de là le trouble de tous les actes fonctionnels. La phlegmasie dont le cerveau est atteint nous donne l'explication de tous ces phénomènes.

La mort est presque toujours précédée de convulsions dans ces phlegmasies; souvent même elle arrive au milieu des plus vives (convulsions des enfans, rage, croup, etc.). L'épanchement séreux qui se fait dans les ventricules latéraux et qui naît de l'inflammation des plexus choroïdes, ou la propagation de la phlogose au *cervelin* ou *mésocéphale* (mots par lesquels je désigne les parties médianes du cerveau ou centre animal), nous fait facilement comprendre ces symptômes.

Marche. — Les phlegmasies folliculaires sont toujours insidieuses, parce que la marche en est lente, et que les sympathies qui en naissent, étant peu développées, ou même nulles pendant un laps de temps considérable, elles ne se manifestent à nos sens que quand elles ont acquis une intensité assez grande, ou qu'une cause déterminante est venue activer cette marche.

Il n'y a d'intermittence et de rémittence dans la marche des inflammations muqueuses que lorsqu'elles attaquent les cryptes ou follicules.

Les phlegmasies dont nous parlons, une fois qu'une cause efficiente les a tirées de leur espèce d'incubation, débutent constamment par un frisson plus ou moins fort, suivant leur étendue et leur siége, frisson qui se fait sentir principalement le soir, alors que les fonctions intérieures deviennent plus énergiques.

C'est pour cette raison que l'exacerbation et les accès reviennent périodiquement tous les soirs.

C'est cette même loi physiologique qui nous explique encore pourquoi, durant le sommeil ou la somnolence, les phlegmasies des membranes muqueuses, dont l'activité est inverse de celle de la peau, font des progrès rapides.

Durée. — La durée des inflammations qui siégent dans les glandes muqueuses varie principalement selon qu'elles existent à la fin ou au commencement de la membrane gastro-pulmonaire. Dans le canal pharyngo-œsophagien et dans celui de la trachée-artère, elles sont plus rapidement mortelles, sans doute en raison de leurs sympathies plus immédiates avec le cervelin (rage, croup).

Terminaisons. — La résolution dans les phlegmasies des follicules ne se fait jamais sans qu'ils ne conservent un peu plus de volume, ce qui donne à la membrane muqueuse plus d'épaisseur

La suppuration, considérée comme symptôme, est inévitable dans ces phlegmasies. On la rencontre dans toute l'étendue des membranes muqueuses enflammées; mais prise dans le sens d'ulcération, on la trouve plutôt au larynx, pour constituer la phthisie laryngée; dans les intestins, pour donner naissance aux diarrhées colliquatives, à la plupart des fièvres dites putrides; dans la bouche, pour former les aphthes, etc.

Toute ulcération des membranes muqueuses a donc son siége dans leurs glandes.

Les perforations spontanées sont dues à des ulcérations interstitielles qui ont commencé dans les follicules.

L'induration dans les cryptes est d'une observation fréquente: aussi point de chronicité dans les phlegmasies muqueuses, à moins qu'ils n'en soient le siége.

La fonte gangreneuse qu'on remarque dans les phlegmasies muqueuses intestinales a également son siége dans les follicules: ils se présentent alors sous forme de plaques elliptiques, saillantes, perpendiculaires, et situées ordinairement à la partie convexe des intestins.

Toute granulation qu'on remarque dans ces organes est aussi due à la phlegmasie des cryptes folliculaires.

L'inflammation folliculeuse du tube intestinal détermine l'engorgement des glandes mésentériques. Le carreau est dû à la chronicité de cette phlegmasie.

La mort est toujours le résultat immédiat d'un épanchement séreux dans les ventricules latéraux, ou à la base du crâne, et la santé l'est fréquemment d'un état fluxionnaire d'un des appareils sécréteurs de l'économie vivante.

Complications. — Les phlegmasies folliculaires n'existent jamais à un haut degré, sans que la membrane muqueuse ne soit enflammée de distance en distance.

Un des phénomènes les plus constans, c'est la rougeur de la membrane muqueuse de l'estomac. Tantôt cette rougeur est uniforme et se présente sous forme de plaque; tantôt elle résulte d'un nombre considérable de petits points rouges, rapprochés et formant des espèces d'étoiles.

Il y a souvent phlogose de la membrane muqueuse qui avoisine les surfaces ulcérées et celles où il existe une production membraniforme.

On remarque assez communément que, lorsque les phlegmasies folliculaires se terminent par la mort, la substance du cerveau est plus molle que dans l'état naturel, soit dans une portion d'hémisphère, soit dans les deux hémisphères : altération due à ce que l'inflammation suppurative s'est propagée jusque dans cette substance.

Traitement. — Les saignées générales ne conviennent point dans les phlegmasies des follicules; les saignées capillaires ont seules quelque succès dans le début, sans doute à cause des sympathies étroites qui unissent la peau où se font ces saignées, avec les membranes muqueuses où se trouve l'exaltation des propriétés vitales.

Lorsque l'inflammation ulcérative est étendue ou qu'il existe des productions membraniformes, les saignées, loin d'être utiles, augmentent manifestement les symptômes.

Tous les modificateurs qu'on nomme rubéfians et vésicans, appliqués lorsque la chaleur âcre et mordicante de la peau a été détruite, tendent à enlever ces phlegmasies, en rendant prédominante l'irritation qu'ils déterminent sur cet organe étroitement lié aux membranes muqueuses.

Ces membranes possédant, dans leur organisation, des vaisseaux capillaires, des nerfs et des glandes, sont par là même susceptibles de plusieurs modes d'irritation, ainsi que Petit, de Lyon, l'a fait observer sans en donner l'explication.

Les purgatifs administrés dans l'inflammation des glandes muqueuses produisent un double effet : 1°. ils augmentent la sécrétion des glandes et, soustrayant ainsi au sang d'où elle émane une quantité souvent considérable de sa masse, ils déterminent une évacuation qui équivaut à une saignée ; 2°. ils changent le premier mode d'irritation, le diminuent dans les affections récentes et légères, ou chroniques, mais l'aggravent dans celles qui sont fortes.

Pourquoi les opiacés arrêtent-ils la sécrétion folliculaire dont l'augmentation constitue la diarrhée ? C'est que leur action se portant sur les systèmes nerveux et vasculaire, ils rendent fluxionnaire ce dernier et abattent ainsi l'éréthisme des nerfs.

Les toniques puissans, et plus particulièrement le quinquina, paraissent, comme l'anatomie pathologique le démontre, agir tout à la fois sur les vaisseaux des glandes et de la membrane muqueuse, puisqu'ils lui font subir une espèce de tannage : aussi doit-on en user avec réserve dans les phlegmasies dont nous parlons, et seulement dans la troisième période des phlegmasies ulcératives, etc., etc.

Les vomitifs ont un mode d'action plus composé, puisque, outre celle qu'ils exercent directement sur les organes sécréteurs dont les canaux s'ouvrent dans l'estomac ou le duodénum, ils provoquent encore la contraction des tuniques musculaires de ces viscères et celle des muscles abdominaux pour produire le vomissement. Ils conviennent dès le début et souvent lorsque la phlegmasie est chronique.

Tous les *albifians*, qu'on nomme si improprement débilitans, doivent être proscrits dans les inflammations des follicules, surtout lorsqu'elles ont quelques jours d'existence : ils exaspèrent encore la phlogose du système lympathique. Les *rubéfians* seuls doivent être administrés.

Nous ne poursuivrons pas plus loin notre examen des phlegmasies muqueuses, parce que, dans nos *Élémens de nosographie médicale*, nous acheverons ce tableau, qui n'est ici qu'ébauché. Les considérations auxquelles nous nous sommes livré auront, néanmoins, l'avantage d'avoir jeté quelque jour sur les phénomènes et les désordres qui se développent dans les membranes muqueuses enflammées; elles serviront surtout à expliquer la divergence des auteurs au sujet des fièvres, ainsi que la nature et le caractère du croup, de la rage et de diverses autres maladies; elles fixeront, en outre, le rang nosologique que doivent tenir les convulsions des enfans, les diarrhées, le carreau, etc. Enfin, avec elles, l'origine des humeurs qu'on remarque dans les affections de ces membranes est découverte; l'action des modificateurs de nos organes, de même que celle de tous les corps de la nature, est appréciée; les fièvres inflammatoires, bilieuses, muqueuses et adynamiques, sont jugées des nuances d'une même maladie; les différentes affections de l'encéphale mieux classées; et le rôle si étendu qu'on a fait jouer jusqu'à ce jour au foie, dans la production des fièvres, est réduit à sa juste valeur.

Les deux inflammations que nous venons de décrire, nous les retrouvons également bien tranchées à la peau. Ainsi, la scarlatine, la rougeole, les érysipèles lisses, etc., etc., sont des exemples de phlegmasites cutanées ou phlegmasies rouges; et la variole, la varicelle, ainsi que toutes les inflammations boutonnées, sont des phlegmaties ou inflammations folliculeuses. C'est parce qu'on n'a point fait ces distinctions que les maladies de la peau sont mal classées, et restent dans le domaine de l'empirisme le plus honteux.

Quant aux phlegmasies des parenchymes et des autres organes membraneux, nous les avons fait connaître dans différens mémoires que nous publierons incessamment, et que nous avons lus soit à l'Académie royale de médecine, soit à l'ancienne Société de la Faculté.

www.ingramcontent.com/pod-product-compliance
Ingram Content Group UK Ltd.
Pitfield, Milton Keynes, MK11 3LW, UK
UKHW022149190726
13855UKWH00004B/1402